Eaux Minérales

DE

CASTELJALOUX.

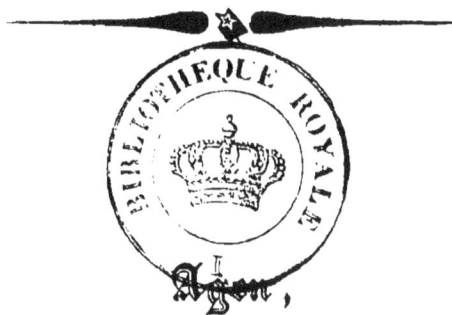

IMPRIMERIE DE QUILLOT, PLACE PAULIN.

1839.

EAUX MINÉRALES

DE CASTELJALOUX,

Département de Lot-&-Garonne,

Découvertes en 1836.

PAR

M. Samazeuilh, Notaire.

2me ÉDITION.

Lᴀ découverte d'une source minérale est et sera toujours un événement important pour les malades et pour le pays.

Les eaux de Plombières étaient fréquentées par les soldats romains, il y a plus de dix-neuf cents ans. Celles d'Aix, en Provence, étaient connues en l'an 121 de notre ère, et les dépôts considérables formés à Carlsbad et à Vichy font remonter à plusieurs siècles la découverte de leurs eaux. Cette antique réputation n'a pas encore pâli.

A des époques postérieures, d'autres sources ont été successivement connues, étudiées, et toutes ont rendu d'éminents services à l'art de guérir.

Le département de Lot-et-Garonne s'est enrichi, il y a trois ans, d'une nouvelle fontaine minérale dont les qualités bienfaisantes ont dépassé toutes les espérances.

La source est attenante à la ville de Casteljaloux, dans l'arrondissement de Nérac, au milieu d'un enclos de l'ancien couvent des Cordeliers, de la contenance d'un hectare et demi. Une jolie promenade publique le touche à l'ouest, et n'en est séparée que par un chemin, ou, pour mieux dire, par le prolongement d'une principale rue.

La ville de Casteljaloux, qui est à 4 lieues de Bazas, 4 lieues de Nérac, 3 de Marmande, 6 d'Agen, 12 de Bordeaux, etc., est heureusement située : six grandes routes la traversent ; une partant de Bordeaux, allant à Auch, une autre de Périgueux à Mont-de-Marsan. Une ligne de poste y est établie, on peut y aboutir de toutes les villes des environs. Casteljaloux offre aux étrangers de bons et beaux hôtels, des logements en abondance et bien meublés, des provisions de toute sorte, poisson, gibier ; enfin un pays des plus variés, arrosé par une rivière limpide et formant la lisière des landes.

Traçons en peu de mots l'histoire de la source minérale de Casteljaloux, découverte par M. Samazeuilh :

Depuis longues années la tradition avait attribué des qualités bienfaisantes à ces eaux. Était-ce la superstition, ou des recherches scientifiques qui avaient établi cette croyance vulgaire ? Peu nous importe. L'expérience, fille du temps, l'avait désignée à quelques malades ; ils en ont été guéris : cela a suffi.

Ces eaux, auxquelles le peuple avait si souvent recours, s'écoulaient dans un fossé qui séparait l'enclos des dépendances du moulin *des Frères*. Mais recueillies dans ce lieu, elles s'y trouvaient mêlées à quelque source des environs : leur vertu devait en être affaiblie. D'ailleurs le peuple les prenait sans précaution, sans discernement, et cependant de nombreux succès durent être le résultat de leur administration : l'expérience a déjà parlé si haut.

M. Samazeuilh père, propriétaire de cet enclos, entreprit de légers travaux pour isoler cette source qu'alors on disait être ferrugineuse.

Mais ces essais ne furent pas suivis avec cons-
tance, et la barrique défoncée qui concentra
primitivement ces eaux salutaires, ne tarda pas
à les livrer de nouveau aux infiltrations et aux
éboulements ordinaires dans les terrains sablonneux.

M. Samazeuilh, son fils aîné, reprit ces travaux, et cette fois avec un succès complet.

Les eaux de la source sont maintenant ren-
fermées dans une fontaine en maçonnerie, simple
et élégante. Placée au centre d'un jardin qui
touche aux murs de Casteljaloux, ses abords sont
faciles, frais et riants. La courte promenade
qu'elle exige pour y arriver, n'est pour les malades qu'un agréable exercice, et jamais une
fatigue.

Toutes ces circonstances, et de nouvelles cures,
éveillèrent l'attention de plusieurs médecins.
Presque spontanément, M. le Docteur CAUMON
et M. CAPGRAND, pharmacien, de Sos, soumirent
les eaux de la fontaine de M. Samazeuilh à quelques essais d'analyse chimique. Les résultats pa-
rurent si importants que M. Samazeuilh, après
quelques informations, et quoique ne doutant
pas que cette opération chimique eût été faite
avec talent et conscience, résolut de la faire ré-
péter et compléter par M. BARRUEL, préparateur
de chimie à la faculté de médecine de Paris.

Ces deux analyses chimiques se rapprochent
beaucoup, et nous en reproduisons les résultats
pour leur donner mutuellement de la valeur, en
ajoutant que les procès-verbaux authentiques de
ces analyses, publiés dans une précédente brochure, sont entre les mains de M. Samazeuilh.

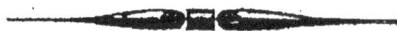

Résultat de l'essai analytique, par les réactifs, des Eaux de la Fontaine de M. Samazeuilh, par MM. Caumon, *Médecin, et* Capgrand, *Pharmacien.*

» . . . . . . Nous devons conclure que l'eau » de Casteljaloux doit contenir :

1º Du carbonate de chaux ;
2º Du carbonate de magnésie ;
3º De l'hydrochlorate de magnésie ;
4º Un hydrosulfate ;
5º Du carbonate de fer ;
6º Du gaz acide carbonique libre ;
7º Du gaz hydrogène sulfuré ;
8º Une matière azotée ».

Extrait de l'analyse des eaux minérales ferrugineuses, appartenant à M. Samazeuilh, de Casteljaloux, par M. E. Barruel, *sous-préparateur à l'école de médecine de Paris, et pharmacien, rue St-Jacques nº 172.*

« L'eau m'a été envoyée dans des bouteilles de la capacité de deux litres environ, bien bouchées, ficelées et goudronnées. La mise en bouteilles a été faite, d'après ce qui m'a été écrit, avec le plus grand soin, la plus grande propreté, et le plus promptement possible. Il m'a été en outre envoyé, sur ma demande, le produit de l'évaporation, sur les lieux, de trente-quatre litres d'eau de Casteljaloux. Ce produit de l'évaporation m'a été envoyé dans un flacon bouché à l'émeri et goudronné, le *tout* accompagné de certificats dûment légalisés par le Maire du pays, tendant à constater l'identité des eaux, afin d'éloigner l'idée de toute substitution. L'analyse a été commencée sans délai. . . . .

Cette eau est assez limpide, incolore ; cependant quelques bouteilles présentent de l'opalinité. En les agitant, on aperçoit des flocons

légers d'une couleur jaune ocracée (1). Les bouteilles débouchées avec le plus grand soin, ont
démontré que l'eau n'était point effervescente,
qu'elle ne répandait pas d'odeur (2). Un papier imbibé d'acétate de plomb, n'a nullement
été coloré en le plongeant dans la portion vide
du col de la bouteille. La portion du bouchon la
plus inférieure était légèrement colorée en noir
violet. Elle n'a point de saveur atramentaire (3).
Elle n'a point la saveur crue des eaux des puits;
cependant, lorsqu'on l'a bue, on perçoit un sentiment léger d'astriction. Soumise aux réactifs les
plus convenables, elle offre les réactions suivantes : (Ces réactions sont, à quelque chose
près, les mêmes qu'ont produit les essais analytiques faits par MM. Capgrand et Caumon). . .

. . . .

» Les eaux de Casteljaloux renferment donc,
pour un litre :

Silice 0,015
Carbonate de chaux 0,273
Carbonate de magnésie. 0,002
Proto-Carbonate de fer 0,014
Sulfate de soude 0,044
Chlorure de Sodium. 0,060
Nitrate de potasse 0,058
Acide carbonique. 0,235
Acide crénique (ou matière organique),
   traces de carbonate de soude 0,007

*Considérations sur l'emploi de l'eau ferrugineuse
de M. Samazeuilh, de Casteljaloux.*

« Les eaux de Casteljaloux rentreraient dans
la classe des eaux ferrugineuses de peu d'importance, si l'on considérait la petite quantité de

---

(1) A la fontaine, l'eau est d'une limpidité parfaite.

(2) Au moment où on la boit, à la source, elle répand une forte
odeur de fer, et surtout d'œufs couvis.

(3) Elle a un goût très-fort de fer, bue à la fontaine.

sels de fer qu'elles renferment, et la quantité notable de carbonate de chaux (1); mais elles offrent cela de remarquable, qu'outre une quantité bien sensible de chlorure de sodium et de sulfate du même métal, elles renferment aussi une quantité très-notable de *nitrate de potasse*. Il serait à désirer que les médecins cherchassent à constater l'avantage que pourraient présenter ces eaux, comme fondantes et diurétiques. Les sels venant de l'évaporation de trente - quatre litres d'eau, nous ont servi à constater que la matière organique (acide crénique), existe en bien plus grande abondance dans les sels solubles que dans les sels insolubles.

» Signé : E. BARRUEL.

» Vu par nous, Maire du 11e arrondissement de Paris, pour légalisation de la signature de M. Barruel.

» A Paris, le 11 septembre 1837.

» Signé : DÉMOND. »

---

(1) Si M. Barruel n'a trouvé qu'une très-petite quantité de sels de fer, ce n'est dû qu'à un oubli de sa part. Il est certain qu'en vidant les bouteilles il négligea d'en détacher le fer qui se colle en masse sur leurs parois lorsque l'eau y a résidé quelques jours ; et ce fer s'est trouvé en moins dans le résultat de l'opération. Cette circonstance, du reste, a été affirmée par un élève même de M. Barruel, présent à l'analyse. Mais il est un fait qui prouve jusqu'à l'évidence que les eaux de M. Samazeuilh contiennent une grande quantité de sels de fer : à l'époque de l'essai analytique fait par MM. Capgrand et Caumon, celui-ci, avec les mêmes réactifs, fit un second essai analytique comparatif des eaux de Cours, département de la Gironde, et des eaux Samazeuilh, et il obtint, à l'égard du fer, dans cette dernière eau, un précipité pour le moins aussi abondant que celui provenu des eaux de Cours. Et comme celles-ci contiennent, d'après leur analyse, 0o3o m. de fer par litre, il est rationnel de conclure que les eaux Samazeuilh en contiennent au moins autant. D'un autre côté, tout le monde sait qu'une analyse d'eau minérale faite sur les lieux même, a des résultats bien plus riches que ceux que l'on obtient à cent lieues de la source et après que les eaux ont dû nécessairement perdre beaucoup de leur vertu par les fortes secousses inséparables d'un long voyage. Au surplus, l'aspect de la source seul annonce au moins crédule que les eaux qui en découlent sont on ne peut plus chargées de fer.

Il est évident qu'il faut placer la source de M. Samazeuilh dans la classe *des eaux ferrugineuses; et l'expérience a déjà prouvé qu'elles en ont toutes les propriétés. Ainsi, elles augmentent, en général, l'énergie de l'estomac et des organes digestifs à la manière des toniques. Elles donnent du ton surtout au système sanguin, et, pour cela, elles conviennent spécialement aux filles chlorotiques (pâles couleurs), aux femmes mal réglées; elles ont une action bienfaisante contre les fleurs blanches ou les gonorrhées anciennes, contre les engorgements du foie ou de la rate, à la suite des fièvres intermittentes.*

Mais ce qui a frappé surtout le savant M. Barruel, c'est la proportion notable de *nitrate de potasse* que contiennent les eaux de M. Samazeuilh. Ce sel, comme on le sait vulgairement, a une action spécialement fondante et diurétique. *Aussi a-t-elle déjà produit des effets merveilleux, comme on le verra plus bas dans les cas de gravelle sabloneuse ou calculeuse, même dans les calculs vésicaux.* Si long-temps on a douté de l'action des prétendus lithontriptiques (ou fondants des calculs de la vessie et des reins), les observations de plusieurs médecins donnent aujourd'hui du poids à cette ancienne croyance en thérapeutique. Le bi-carbonate de soude, et le nitrate de potasse préparés par les mains de la nature, sont destinés à produire des résultats incontestables. Le docteur Hervey de Chegoin, et le docteur Petit, médecins des eaux de Vichy, ont publié récemment des observations qui constatent ces faits. Ces deux praticiens pensent, en outre, qu'on peut tirer un grand parti des eaux qui contiennent des quantités notables de l'un ou l'autre de ces sels, contre deux maladies non moins douloureuses et plus fréquentes que la gravelle et la pierre, je veux dire la *goutte* et les *rhumatismes*. Et comme pour affirmer leurs prévisions, déjà des faits isolés té-

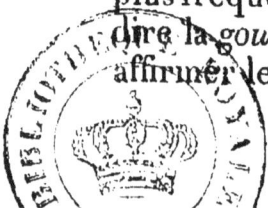

moignent de quelques succès dans cette dernière maladie, pour les eaux ferrugineuses alkalines de M. Samazeuilh.

D'autre part, ne perdons pas de vue que le nitrate *de potasse* qu'elles contiennent les rend utiles dans toutes les rétentions d'urine, et plusieurs maladies des voies urinaires, ainsi que cette vérité s'est justifiée par l'usage qui en a été fait. Enfin, ces eaux entraînent avec elles du gaz hydrogène sulfuré, provenant, sans doute, de la décomposition spontanée de quelque hydrosulfate alkalin. Ce fait chimique a été constaté dans la première analyse (celle de M. Capgrand); et si M. Barruel n'a pas trouvé ce gaz, c'est au transport seul et à la longueur du voyage qu'on doit attribuer cette différence. Mais, sur les lieux, les réactifs chimiques et l'odorat en démontrent l'existence. De sorte que les eaux de Casteljaloux participent, en outre, des propriétés particulières aux eaux qui contiennent du gaz hydrogène sulfuré.

Pour compléter ce rapide aperçu sur les propriétés des *eaux Samazeuilh*, nous ajouterons ce qu'un médecin recommandable de Casteljaloux, M. le docteur Salanave, écrivit, en 1837, à un de ses confrères qui lui demandait quelques renseignements pratiques à ce sujet, et nous mettrons sous les yeux du lecteur les divers cas de guérison obtenus en 1838.

Lettre de M. le docteur Salanave à M. Pons, médecin à Agen.

« Monsieur et honorable Confrère,

» M. Samazeuilh m'a communiqué votre lettre, dans laquelle vous manifestez le désir de connaître les observations pratiques que j'ai pu faire sur l'emploi des eaux de sa source. Je m'empresse de vous les donner avec plaisir.

» Généralement toutes les personnes malades qui en ont fait usage les ont trouvées, au début, lourdes et difficiles à digérer : cela ne durait que trois ou quatre jours; ensuite elles les digérèrent avec une facilité surprenante ; et au lieu d'une seule verrée le matin à jeun, elles pouvaient en prendre trois ou quatre verrées et même plus, et la digestion s'en opérait rapidement et sans peine.

» Les maladies dans lesquelles j'ai eu occasion d'observer des effets avantageux, sont les suites de fièvres intermittentes, tierces ou quartes rebelles. Plusieurs personnes qui en étaient atteintes depuis plus de quinze mois, ont fait usage de ces eaux et ont été parfaitement guéries en peu de temps. Aucune récidive n'a eu lieu, ce qui arrive très-fréquemment par l'usage du sulfate de quinine.

» Dans les engorgements de la rate et du foie qui succèdent si souvent aux fièvres intermittentes, et, selon quelques auteurs, à l'abus du quinquina et de ses préparations, j'ai constamment observé les effets les plus avantageux de l'usage des bains et de l'administration des eaux de la source de M. Samazeuilh.

» La chlorose, la leucorrhée ou fleurs blanches, l'aménorrhée sont des maladies dont ces eaux triomphent avec facilité. Les cas dans lesquels elles ont été favorables sont trop nombreux pour être rapportés en détail.

» Enfin, un fait récent et remarquable donnera du poids à nos prévisions sur l'utilité de cette eau minérale.

» Dans ce moment, un gendarme, de la résidence de Port-Sainte-Marie, entré à l'hospice de Casteljaloux, vient d'être guéri d'une diarrhée violente qu'il avait depuis six mois. Il a bu de l'eau de Casteljaloux pendant quatre jours ; et quelques bains ont ensuite suffi pour lui redonner sa santé ordinaire.

» J'ai l'honneur, etc.

» SALANAVE, *docteur-médecin.* »

Cas de guérison obtenus en 1838.

« Je soussigné, docteur-médecin, chirurgien-major aux hôpitaux militaires de l'armée d'Afrique, certifie que les eaux de Casteljaloux (établissement de M. Samazeuilh), ont produit sur moi l'effet le plus favorable contre une gastro-entéralgie dont j'étais atteint depuis plusieurs années. Elles ont rétabli les fonctions digestives, et diminué des sueurs très-abondantes, résultat de digestions pénibles et laborieuses. Elles ont, en outre, rétabli le flux hémorroïdal, cause première de mon mal.

» Je ne doute pas que si j'avais pu continuer plus long-temps l'usage de ces eaux, ma santé ne se fût complétement rétablie.

» Casteljaloux, le 1er septembre 1838.

» Signé, BELLOC, doct.-méd. »

N. B. Des nouvelles récentes reçues de M. Belloc qui a repris son service en Afrique, annoncent qu'il jouit d'une santé parfaite.

———

Je soussigné, docteur-médecin de la faculté de Paris, habitant à Casteljaloux, certifie avoir vu opérer sous mes yeux, en 1838, des effets merveilleux par l'usage des eaux minérales et des bains de M. Samazeuilh, soit sur des malades qui m'avaient honoré de leur confiance, soit sur plusieurs autres qui fréquentaient l'établissement. — Je puis citer, entre autres :

— 1° M. D....., de Gontaud, près Tonneins, qui, atteint d'une gastrite ancienne, accompagnée de vomissements, de privation de sommeil, de constipation, a été complétement guéri et rétabli dans l'espace de trois semaines.

— 2° La nommée Verdille, du Bouscaud, près Bordeaux, qui, dans l'espace de quinze jours, a été guérie d'un rhumatisme goutteux général dont elle était affectée depuis long-temps.

— 3° Marguerite Dentoule, du Taillan, près Bordeaux, atteinte depuis plusieurs années d'un rhumatisme goutteux, à un tel point qu'elle ne marchait qu'avec beaucoup de difficultés, et que ses bras en étaient paralysés entièrement, a été complétement guérie dans un mois.

— 4° Marie Cauderan, de Bruges, près Bordeaux, affectée d'une paralysie qui lui tenait tout un côté, a éprouvé un tel soulagement que ses membres ont repris leurs fonctions habituelles.

— 5° Mme V\on, de Bordeaux, a éprouvé une guérison radicale d'une obstruction au foie.

— 6° M. S......, de Casteljaloux, affecté de la gravelle, a éprouvé un soulagement qui présage, plus tard, une guérison complète.

— 7° M. L......, âgé de 14 ans, des environs de Tonneins, perdant continuellement ses urines, a éprouvé un soulagement presque complet, et je ne doute pas qu'il n'obtienne une guérison parfaite s'il fait encore usage des mêmes eaux.

— 8° M. S........., de Casteljaloux, atteint d'un rhumatisme goutteux qui lui permettait à peine de marcher et d'user d'un de ses bras, en a été entièrement guéri.

— 9° Marie Bareyre, journalière à Casteljaloux, affectée d'un rhumatisme aigu, et ne pouvant se mouvoir qu'à l'aide de béquilles, a éprouvé une guérison d'autant plus prompte qu'au bout de quinze jours elle a repris ses habitudes et son travail.

— 10° Une dame des environs de Casteljaloux, a éprouvé un soulagement notable de la maladie de la pierre dont elle est affectée. Tout fait espérer sa guérison prochaine, si cette année elle vient faire usage des eaux.

— 11° M. P....., curé de Poussignac, près Casteljaloux, atteint d'une gastro-entérite chronique, avec complication de fièvre intermittente tierce, a été complétement rétabli dans l'espace de trois semaines.

— J'atteste, en outre, que dans ma pratique j'ai obtenu les résultats les plus satisfaisants des eaux de M. Samazeuilh, dans une infinité de cas de chlorose ou pâles couleurs, de leucorrhées ou fleurs blanches, d'aménorrhée, etc., etc.

—En foi de quoi, délivré à Casteljaloux, le 1er avril 1839.

Signé : SALANAVE, *doct-méd.*

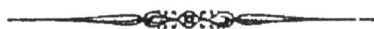

Dans tout ce qui précède on voit, 1° que déjà un assez grand nombre de faits constate l'utilité de l'eau minérale de M. Samazeuil, à Casteljaloux, dans plusieurs maladies, notamment dans les fièvres intermittentes rebelles, dans les engorgements des viscères abdominaux, dans les leucorrhées, les aménorrhées, les pâles couleurs, etc.

2° Que l'analyse chimique ayant démontré que ces eaux, outre qu'elles sont ferrugineuses, contiennent un sel fort actif contre les *maladies des voies urinaires*, contre la gravelle, la pierre, la goutte, le rhumatisme, etc.; et l'expérience déjà justifiant ces prévisions, on est forcé, par induction, et parce que les faits sont là, à admettre, pour ces affections, un succès à venir non douteux. Nous appelons de tous nos vœux de nouvelles expériences.

Les médecins et les malades sont instamment priés d'avoir recours aux eaux de M. Samazeuilh, à Casteljaloux. Les uns y puiseront la douce satisfaction d'avoir donné un bon conseil, les autres le plaisir d'y trouver un remède à leurs maux, ou du moins du calme à leurs douleurs.

Cette manière franche de faire connaître un établissement naissant appelé à produire tant de bien est nouvelle; mais elle est loyale, parce qu'elle est dépouillée du charlatanisme qui pare si souvent de trompeuses espérances. Encore quelques années, notre pays sera riche d'une découverte utile, et le nombre des affections qui brisent la vie de l'homme aura diminué.

Observations sur la brochure intitulée : EAUX MINÉRALES FERRUGINEUSES, DE CASTELJALOUX, *source Bordes Levadou.*

Propriétaire d'une Source Minérale qui a déjà acquis une certaine célébrité, et qui, j'ose l'espérer, sera un jour une grande fortune pour ma ville natale, à laquelle je porterai toujours un vif intérêt, je me crois tenu de déjouer les sourdes menées, non de M. Bordes que j'estime trop, et dont on emprunte le nom, mais bien du sieur Levadou, et surtout de quelques hommes qui le mettent en avant dans le but unique de nuire à mon établissement, de le déconsidérer, sans vouloir comprendre, les insensés, qu'en travaillant contre moi, dans cette circonstance, ils conspirent contre le bien de nos concitoyens; car eux aussi auront leur part aux fruits de ma découverte.

Tout homme de bonne foi qui se donnera la peine de lire la brochure Levadou, demeurera convaincu que tout y est mis en œuvre pour faire croire au public que la source que je possède ne mérite pas l'importance qu'on lui a donnée; que le bien que l'on en espérait ne peut être que très-*secondaire;* et qu'aucontraire les eaux Levadou sont appelées à effectuer les plus grands miracles.

Eh bien! c'est précisément parce que j'ai la certitude que mes adversaires réussiraient à annihiler le don précieux que la nature nous a fait, que je crois qu'il est indispensable que je déjoue leurs coupables desseins.

Je viens de faire pressentir que l'on réussirait
à priver la ville de Casteljaloux des immenses
avantages qu'elle est en droit d'attendre de ma
source, et je le prouve : supposez que séduits
par les prédictions entraînantes qui fourmillent
à chaque page de la brochure en question, qu'a-
vec un talent admirable on a ornées de phrases élé-
gantes, de mots pompeux ; les malades accourent
en foule faire usage des eaux *Levadou*, et que
trompés dans leurs espérances (ce qui ne peut
qu'arriver), leur état vienne à s'aggraver, qu'en
résultera-t-il ? A coup sûr un discrédit complet
pour les eaux minérales de Casteljaloux, sans
exception aucune. Car, au loin, on ne dira pas
ce sont les eaux Levadou qui m'ont fait du mal ;
on dira tout simplement : les eaux de Casteljа-
loux sont mauvaises, pernitieuses, gardez-vous
bien d'aller les prendre.

Pour donc conjurer ce fàcbeux discrédit, rien
de mieux, ce me semble, rien de plus urgent
que de prémunir le public contre les faussetés
qui servent de base à la brochure Levadou.

Ainsi il n'est pas exact de dire que le sol *noi-
râtre et liquiteux* où se trouve la prétendue
source minérale Levadou, *est formé par des détritus végétaux qui croissaient dans cette partie
autrefois marécageuse* : la vérité est, au con-
traire, que pour se débarrasser des marais qui
couvraient autrefois sa propriété, feu M. Courtés
y transporta des ruines de maisons, des bourriers
de la ville de toute espèce, des bois, du fagotin,
des débris d'animaux, enfin tout ce qu'il trouva
sous sa main ; ce qui est si vrai, du reste, que
lorsqu'on creusa le puits, au fond duquel se
trouve la prétendue source, on retrouva une
grande partie de ces substances végétales et ani-
males que le temps n'avait pu encore détruire.

Il n'est pas vrai qu'un terrain *sablonneux* se
trouve où surgit la prétendue source. Après avoir

creusé une douzaine de pieds, lorsque l'on cons-
truisit le *puits* au fond duquel elle se trouve,
comme l'eau arrivait en abondance par les infiltrations venant d'un fossé qui communique à
la petite rivière de l'*Avance*, fossé qui n'est qu'à
dix mètres du puits, on fut obligé de s'arrêter
tout court, et jamais on ne trouva le terrain
sablonneux. Il est bien vrai que M. Magonty a
vu du sable au fonds du puits; mais il est vrai
aussi que ce sable y a été placé tout exprès, et
même en dehors de la bâtisse, dans l'espoir de
clarifier les eaux qui, de leur nature, sont ternes,
surtout dans l'été.

M. Magonty ajoute que la source est telle-
ment abondante qu'une pompe mise en jeu pendant 24 heures n'a pu l'épuiser. Nous dirons,
nous, qu'il n'y a rien d'étonnant en cela, parce
que la pompe dont parle M. Magonty, n'est pas
d'une capacité suffisante pour épuiser la rivière
avec laquelle le puits communique par le fossé
dont nous avons parlé.

Il n'est pas vrai non plus que l'eau Levadou
soit d'une *transparence parfaite:* elle est toujours terne, et principalement pendant le temps
chaud; et cela se conçoit quand on se rappelle
que pour arriver dans le puits, venant du fossé
pratiqué tout à côté, elle traverse une sorte de
terrain, et des détritus végétaux et animaux qui
seuls suffisent pour la rendre trouble.

Non-seulement cette eau n'est point transpa-
rente, mais même il est impossible, par deux
raisons, qu'elle soit saine : la première, c'est
que les détritus qu'elle traverse ne peuvent produire rien de bon; et la seconde, c'est que les
eaux qui s'écoulent de la ville, venant aboutir
dans le fossé qui avoisine le puits et l'alimente,
doivent nécessairement lui porter coup. Bien plus,
et ceci est de notoriété, dans l'été elle se trouve
chargée d'une foule de ces insectes qui ne pren-

nent vie que dans les eaux bourbeuses. D'ailleurs, comment seraient-elles saines les eaux Levadou, quand pas une de celles qui se trouvent dans les puits de cette partie de la ville, n'est potable? M. Magonty prétend avoir fait l'essai des réactifs tout à la fois sur mes eaux et sur celles Levadou; qui lui a certifié l'identité de mes eaux? Est-il venu les puiser lui-même? Est-il certain qu'en supposant qu'elles aient été prises à ma fontaine, elles n'ont point été dénaturées?

D'un autre côté, parce que M. Magonty n'a pas été assez heureux que de trouver dans l'eau Levadou du nitrate de potasse, du chlorure de sodium, etc., etc., était-il en droit d'appeler ces substances *secondaires*, en présence, surtout, de ce qu'en dit le savant M. Barruel, dont le nom seul est une garantie, et son maître, sans doute, en fait de chimie?

Il a trouvé du fer, dit-il, du fer en abondance; certes ce n'est pas un tour de force...... Toujours est-il qu'à différentes reprises, nous aussi, sans cependant vouloir dire par là que nous sommes chimistes, nous avons soumis les eaux Levadou à l'action des réactifs pour découvrir la présence du fer, et que nous n'en avons pas trouvé la plus petite particule : expérience du reste qui a été faite en présence de plusieurs personnes.

Au surplus, admettons que M. Magonty ait trouvé du fer, quel bien peut-il produire quand il se trouve mêlé à des substances malsaines dont sont surchargées les eaux Levadou, et dont on s'est bien gardé de rendre compte?

Enfin, il est faux que M. L. R. Dartaud, notaire, comme représentant M. le maire, ait assisté à toute l'opération, car il n'a pas suivi M. Magonty dans son laboratoire à Bordeaux, où l'analyse a été terminée et ses résultats connus. Mais empressons-nous de rendre justice à M. Dartaud, parce qu'il est étranger à cette supercherie, et parce que son attestation a été, à son insu, placée tout exprès à la fin du procès-verbal de l'analyse, alors qu'il a dû nécessairement entendre qu'elle fût mise immédiatement après la partie de la même brochure qui constate les effets des réactifs.

En voilà bien assez, nous l'espérons du moins, pour faire écrouler avec fracas cet échafaudage dressé à grands frais....... par l'envie, dans le but unique d'arrêter les progrès que font chaque jour mes eaux minérales dans le monde médical.

Je serai blâmé, peut-être, d'avoir pris la plume dans cette circonstance. Eh bien ! que l'on apprenne que si M. Levadou s'était borné à entretenir le public du mérite qu'il attribue à ses eaux, sans mettre en jeu les miennes, j'aurais gardé le silence le plus absolu sur sa brochure, laissant au temps et à l'aspect des lieux, principalement le soin de faire justice de ses ridicules prétentions. Mais du moment que M. Levadou s'est cru autorisé à rabaisser la richesses de mes eaux, j'ai pensé qu'il était de mon intérêt, de celui de la ville de Casteljaloux, surtout, de ne pas passer sous silence les moyens qu'il a mis en avant pour y parvenir. En un mot, il m'a jeté le gant et j'ai dû le ramasser.

SAMAZEUILH.

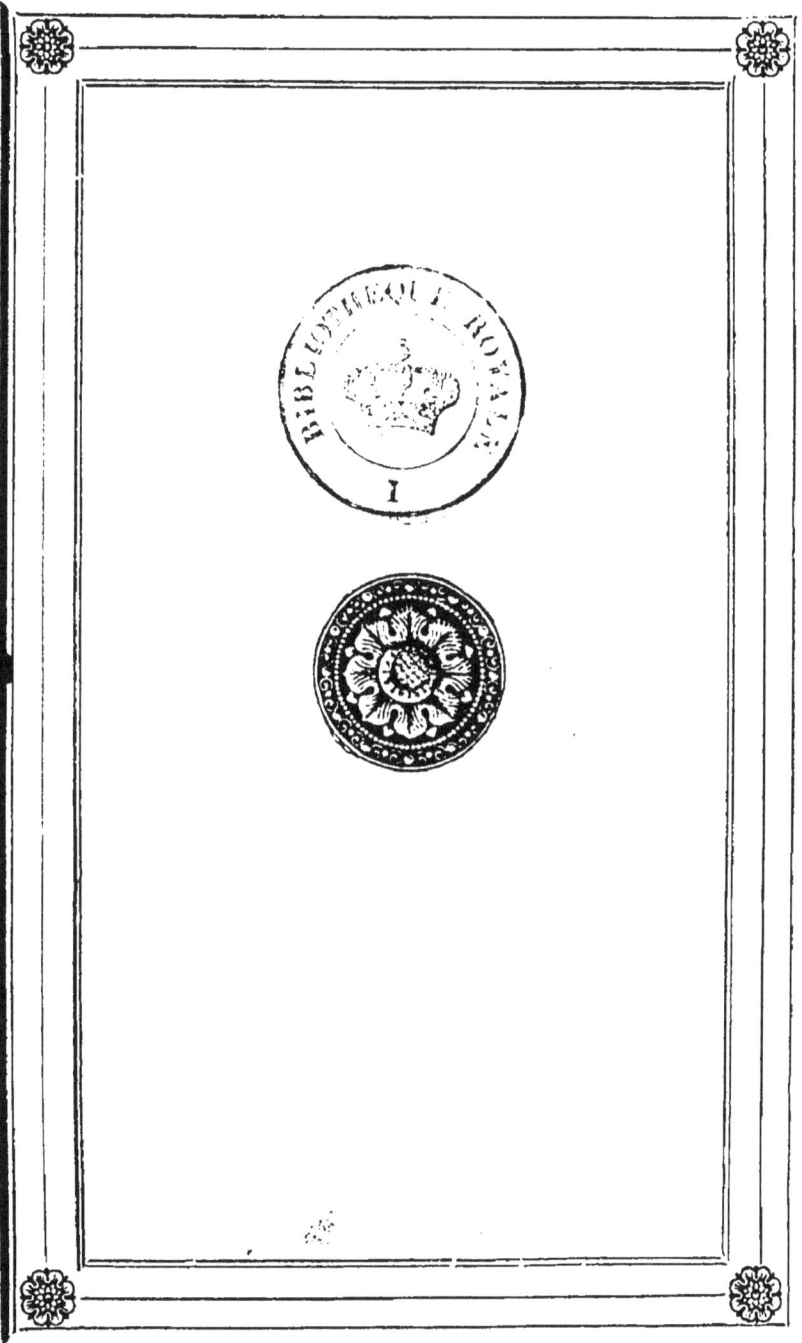